15 Mars

VARIOLE
ET VACCINE

PAR

Le Docteur Ad. FILLIETTE

PRIX : 40 CENTIMES

BOULOGNE-SUR-MER
TYPOGRAPHIE & LITHOGRAPHIE MAGNIER
63, RUE NEUVE-CHAUSSÉE, 63

1869

VARIOLE
ET VACCINE

PAR

Le Docteur Ad. FILLIETTE

PRIX: 40 CENTIMES

BOULOGNE-SUR-MER
TYPOGRAPHIE & LITHOGRAPHIE MAGNIER
63, RUE NEUVE-CHAUSSÉE, 63

1869

VARIOLE & VACCINE

PRÉFACE

En publiant cette modeste brochure, nous avons suivi le conseil que plusieurs personnes nous ont donné, pensant qu'elle pourrait n'être pas sans utilité pour servir à propager davantage dans le peuple la pratique des revaccinations.

Sa lecture contribuera, nous l'espérons, à déraciner certains préjugés encore trop répandus contre cette manœuvre préservatrice, qui seule pourra éloigner de nous un fléau qui fait encore chaque jour tant de victimes.

VARIOLE & VACCINE

PAR LE D[r] AD. FILLIETTE

DISCOURS

Prononcé à l'Assemblée générale de la Société de Secours Mutuels de Boulogne

LE DIMANCHE 28 FÉVRIER 1869

MESSIEURS,

C'est à moi, nouveau venu dans votre Société, qu'incombe aujourd'hui le devoir de vous adresser quelques mots en ma qualité de médecin. — Le peu de temps depuis lequel j'exerce parmi vous ne me permet pas de vous donner un rapport complet sur les affections auxquelles vous avez été sujets, vous et vos familles, depuis un an; mais d'après les renseignements qui m'ont été fournis par mes honorables confrères, MM. les docteurs Ovion et Biencourt, je me bornerai à vous dire qu'en somme l'état sanitaire des membres de la Société a été assez satisfaisant, et que le total des journées de traitement ne dépasse pas la moyenne ordinaire. Au lieu donc de vous faire une simple et stérile énumération des maladies qui vous ont atteints cette année, je crois qu'il sera plus profitable pour vous de consacrer les quelques instants dont je dispose à vous entretenir d'un sujet qui vous intéresse au plus haut degré, et qui est tout d'actualité en ce moment, je veux parler de la *variole*, de la *petite vérole*, qui, vous le savez, règne en cette ville depuis tantôt neuf mois.

Messieurs, de toutes les maladies qui sont le triste apanage de l'espèce humaine, il n'y en a pas une seule; y compris le choléra-morbus lui-même, qui ait fait autant de ravages sur la terre que la variole; il n'y en a pas d'aussi meurtrière que la petite vérole. C'est la plus grave de toutes les maladies épidémiques, lorsqu'elle vient à sévir sur des populations non vaccinées. C'est ainsi qu'il y a une trentaine d'années, elle ravagea les tribus indiennes du Canada, et fit périr, dans l'espace de cinq à six mois, la presque totalité de la population, 20 à 22,000 personnes. A Londres seulement, dans le XVIIIe siècle, la mortalité a été de 199,665. A La Haye, en 1762, sur une population de 40,000 habitants, 500 furent victimes d'une épidémie. Et dans ces dernières années, malgré la pratique de la vaccine, ses ravages n'ont pas laissé que d'être considérables. En 1825, Paris, qui ne comptait que 714,000 habitants, paya un tribut de 2,194 décès. En 1828, Marseille perdit 1,500 citoyens; et en 1840, la ville de Londres eut à inscrire 2,286 décès.

La variole, Messieurs, n'a fait son apparition sur le globe qu'à une époque qui n'est pas encore bien éloignée de nous. Les auteurs grecs et latins ne la mentionnent pas, et il faut arriver au VIe siècle de notre ère pour en trouver la première description dans les ouvrages des médecins arabes. Elle apparut à cette époque sous forme d'une épidémie meurtrière qui, née en Egypte, gagna l'Arabie et la Palestine. Les Sarrazins la transportèrent en Espagne, et de là elle se répandit bientôt sur les pays voisins. Depuis lors, elle n'a cessé de désoler l'Europe, la parcourant du Nord au Midi, du Grœnland et des îles Féroë jusqu'en Sicile et à Lisbonne. Elle est fréquente dans toute l'Afrique, en Chine et au Japon, au Mexique, dans les Etats-Unis d'Amérique, et à la fin du siècle dernier, à mesure que les navigateurs pénétraient plus avant dans les îles de l'Océan pacifique, ils importaient avec eux le mal, qui sévissant avec fureur sur ces terres nouvellement découvertes, y éleva la mortalité dans des proportions tout à fait inconnues aux époques antérieures.

Ce terrible fléau, Messieurs, frappe indistinctement le riche et le pauvre; il n'épargne pas les palais des rois, et après avoir marqué de ses stigmates le visage du grand Louis XIV, il fit descendre au tombeau le triste successeur de ce monarque, le roi Louis XV. Il règne le plus souvent à l'état épidémique, c'est-à-dire frappant un nombre plus ou moins considérable de personnes à la fois; et lorsqu'on en voit un cas isolé, c'est presqu'invariablement le prélude d'une série, d'une succession de cas, dont on ne peut prédire le terme, car la maladie se propage par toutes les saisons, par les temps secs et les temps humides, par les plus grands froids et les chaleurs les plus torrides. Ces épidémies reviennent à des intervalles plus ou moins réguliers, plus ou moins éloignés, et durent 6, 12, 15 mois, 2 ans et même plus. On peut suivre la marche de la maladie, la voir progresser de proche en proche. C'est ainsi qu'une épidémie qui régna à Paris en 1825, avait commencé en Suède en 1823, et avait passé de là en Danemarck, puis en Angleterre, puis en France.

La variole, Messieurs, provient le plus souvent du contact ou du simple rapprochement d'un sujet sain avec un individu contaminé, et sa propagation peut s'opérer avec une rapidité étonnante. En 1819, le germe d'une épidémie est apporté à Norwich par une jeune fille venant d'York. En 1825, un soldat arrivant de Hongrie la fait éclater à Milan, où depuis vingt ans elle n'avait pas parue.

Cette transmission se fait à l'aide d'un *miasme*, c'est-à-dire d'un agent invisible, volatil, aérien, qui sert de transport au *virus*, et qui a une action qu'on ne saurait limiter. Un atome imperceptible suffit pour engendrer la maladie, pour la répandre à l'infini, lorsqu'il rencontre des conditions qui lui sont favorables, de même qu'une petite étincelle suffit pour causer un incendie capable de dévorer toute une cité, lorsque celui-ci trouve son aliment dans le milieu où elle tombe.

C'est là, Messieurs, le seul mode par lequel on gagne la variole. Nous sommes impuissants pour la créer de nous-mêmes, de toute pièce. Les circonstances extérieures de chaud, de froid, de sécheresse, d'humidité; toutes les émotions morales, y compris la peur que l'on se plait si souvent à invoquer, sont incapables de rendre quelqu'un varioleux. C'est une plante, si vous le voulez, qui ne peut germer qu'à la condition que sa semence aura été déposée dans notre organisme ; et lorsqu'elle y sera, qu'elle y aura trouvé un terrain propice, elle s'y développera, elle y parcourra toutes ses périodes, fatalement, invinciblement ; et à son tour elle donnera naissance à de nouveaux germes microscopiques qui, se dégageant du corps et transportés par les courants atmosphériques, ou bien fortement imprégnés dans les objets poreux, les pièces de literies, de vêtements, iront ailleurs, c'est-à-dire dans de nouveaux organismes suivre le cours de leur évolution.

Mais, Messieurs, pour faire pousser une plante, s'il faut une graine, le terrain n'est pas moins indispensable. Eh bien ! certaines conditions qui résident en nous peuvent nous rendre réfractaires au virus varioleux. Ces conditions sont au nombre de trois. La première est une immunité native, de cause mystérieuse, impénétrable, en vertu de laquelle certaines personnes peuvent impunément s'exposer au fléau. La seconde et la troisième consistent dans la modification intime déterminée dans nos tissus et nos organes soit par une variole antérieure, soit par la vaccine.

Vous comprenez, Messieurs, que nous sommes impuissants devant la première de ces qualités. Mais nous sommes maîtres des deux autres et nous pouvons les produire à volonté, c'est-à-dire que nous avons entre les mains deux moyens merveilleusement efficaces, infaillibles, pour nous mettre à l'abri des coups du mal; je veux parler de l'inoculation de la variole elle-même, et de celle de la *vaccine*.

Vous savez probablement tous ce que l'on entend dans le langage médical par *inoculation*. C'est l'action d'introduire dans le sang, à l'aide de piqûres ou d'incisions superficielles, certains principes étrangers à l'organisme. Eh bien! l'expérience ayant prouvé que la variole ne se contracte généralement qu'une seule fois, et que lorsqu'elle est inoculée elle est presque toujours bénigne, on fut conduit à la procurer artificiellement pour éviter que plus tard elle naisse d'elle-même, et ne revête alors une forme grave, une forme mortelle.

Cette pratique, Messieurs, dont on parle si peu aujourd'hui, était très-ancienne en Asie. Les Chinois y avaient recours en broyant des croûtes de pustules varioliques desséchées et en se les introduisant dans le nez. Au Bengale, en Circassie, en Turquie, des inoculateurs ambulants parcouraient les provinces, et opéraient sur les populations à l'aide d'aiguilles ou d'instruments acérés. Au siècle dernier, lady Montague, femme de l'ambassadeur anglais à Constantinople, témoin des heureux résultats qu'on y obtenait par cette pratique, y soumit ses propres enfants, et dans sa correspondance publiée en 1721, célébra les bienfaits de cette méthode qui, peu à peu, fut expérimentée en Angleterre, et y produisit des effets si encourageants, que le prince de Galles fit inoculer ses deux filles. De l'Angleterre, cette manœuvre se répandit un peu partout, à Boston, à Amsterdam, à Vienne, à Genève, et finalement à Paris, où, après plusieurs années de luttes et d'opposition, elle trouva un établissement spécial où on en propageait les préceptes et l'exemple.

Mais, Messieurs, cette méthode n'était pas exempte de dangers. D'abord, si le plus communément, si, dans l'immense majorité des cas, elles donnait lieu à des varioles bénignes, il était arrivé aussi qu'elle avait produit des varioles graves, des varioles mortelles. Et puis, vous comprenez que si elle était un bienfait pour l'individu, elle constituait un danger pour la société, puisqu'elle multipliait les foyers d'infection. Aussi, est-ce avec joie que fut saluée la découverte de la vaccine, Et dès lors, de l'inoculation variolique, il ne sera plus question dans le monde, si ce n'est peut-être chez les peuples qui, restés étrangers aux progrès de la civilisation européenne, ont ignoré, jusque dans ces derniers temps, les bienfaits dus au génie observateur de l'immortel médecin anglais qui a nom *Jenner*.

Messieurs, quoiqu'on ait dit que la vaccine était connue de temps immémorial dans certaines contrées de l'Asie et de l'Amérique, c'est incontestablement à Jenner qu'appartient la gloire d'avoir compris toute son importance. Pratiquant l'inoculation dans les campagnes du comté de Glocester, ce médecin avait remarqué et s'était convaincu par plus de vingt années d'observations attentives que les personnes employées à traire les vaches, et qui avaient contracté certaine maladie à laquelle ces animaux sont sujets et qu'on appelle la *picote* (en anglais *cowpox*) étaient devenues réfractaires au virus varioleux, et qu'il y avait pour elles une immunité, grâce à laquelle elles pouvaient subir impunément même les inoculations de la variole.

En 1798, Jenner publie le résultat de ses observations et de ses expériences, et, après bien des luttes et bien des résistances, il a la satisfaction de voir les yeux s'ouvrir à la lumière. De toutes parts on a répété et contrôlé les vérités qu'il a avancées ; on les a trouvées indéniables, et le monde entier retentit des bénédictions dont son nom est entouré. Le Parlement britannique lui vote une somme de 250,000 fr. à titre de reconnaissance nationale, et les souverains étrangers se font une gloire de lui envoyer de riches cadeaux, témoignage de la gratitude des peuples. Il semblait alors, Messieurs, et l'on était convaincu que l'on allait vaincre pour toujours la variole, qu'on allait la faire disparaître du globe, et l'on entrevoyait le moment où le fléau n'aurait plus été qu'un souvenir. Trompeuses illusions produites par le premier effet d'un enthousiasme facile à comprendre ! L'avenir se réservait de réduire à leur juste valeur les propriétés préservatrices de la vaccine, et de démontrer que si son influence ne dure pas entière toute la vie, elle en conserve cependant assez pour amortir les coups de son ennemi, pour en atténuer considérablement la gravité. Aujourd'hui, le temps est venu de dire toute la vérité sur la vaccine, et il est facile pour un esprit impartial de se tenir à l'écart des critiques injustes qui l'ont attaquée, comme aussi de la confiance exagérée avec laquelle on l'avait saluée à sa naissance.

Eh bien ! Messieurs, nous serons dans le vrai en vous disant : non, la vaccine ne préserve pas indéfiniment et à tout jamais de la petite vérole ; mais il est facile d'éterniser sa vertu protectrice et de rétablir son pouvoir tutélaire à l'aide d'une nouvelle vaccination.

C'est là, Messieurs, un fait capital dont il importe de

vous voir bien pénétrés ; car de lui dépend pour vous une sécurité absolue, une assurance complète contre le miasme varioleux.

Tant que l'organisme humain est en puissance du virus vaccinal, la petite vérole sera sans effet sur lui, et réciproquement. Il y a antagonisme absolu, incompatibilité radicale entre les deux principes. L'un exclut l'autre. Dès que le premier s'est introduit dans l'économie, s'y est ancré, passez-moi l'expression, il ferme la porte au second. Mais il n'acquiert cette force de résistance qu'après avoir parcouru toute son évolution, qu'après avoir été élaboré grâce à la réaction vitale, grâce à la fièvre qui se développe en nous et qui est le témoignage que nous ne restons pas insensibles à l'action du virus, mais que tous nos organes travaillent à se l'assimiler, que toute notre substance s'en imprégne. Et c'est seulement après que cette opération intime est terminée, après que cette combinaison mystérieuse s'est effectuée, qu'on peut assurer qu'il y a immunité pleine et entière. Et ceci vous explique un fait que généralement l'on interprête d'une façon vicieuse, absurde même, et qui empêche bien des gens de profiter des bienfaits de la vaccine.

Il arrive assez souvent, en temps d'épidémie de variole, que deux ou trois jours après que l'on a vacciné un enfant en apparence bien portant, il est pris de petite vérole, et l'on ne manque pas dans le monde de dire que c'est la vaccine qui a amené la variole. Erreur, Messieurs, grossière erreur! La vaccine ne peut pas plus donner la variole qu'un grain de blé mis en terre ne peut faire pousser de l'orge. Savez-vous ce qui s'est passé? Le voici : C'est que l'enfant était déjà en puissance du virus varioleux. Il était dans la période silencieuse de la maladie que nous appelons période *d'incubation*, laquelle peut durer plus de trois semaines, c'est-à-dire qu'il peut se passer de 20 à 30 jours entre le moment où l'économie absorbe le germe et celui où elle témoigne de la présence de ce germe en elle. La vaccine est alors arrivé trop tard. Elle n'a pas pu chasser le poison morbide circulant déjà avec le sang, mais qui n'étant pas encore transformé par la réaction de l'organisme n'a pas pu, lui non plus, fermer la porte à son antagoniste, et alors tous deux marchent de pair, se développent côte à côte et simultanément. Vous voyez que nous sommes loin de l'idée qui règne dans le peuple qu'il ne faut pas se faire inoculer en temps d'épidémie. Rappelez-vous qu'au contraire c'est lorsqu'il pleut qu'on doit se munir d'un parapluie.

Mais, Messieurs, si dès les premiers temps après son inoculation, la vaccine nous fait jouir d'une immunité absolue contre la variole, après un certain nombre d'années, sa faculté préservatrice va en s'affaiblissant et l'organisme peut subir les atteintes du miasme varioleux. Oui, mais l'ennemi sera dompté en parti par ce qui reste en nous de puissance au vaccin, et au lieu de cette variole si redoutée et si redoutable, nous n'observerons qu'une forme mitigée, adoucie, légère de la maladie, qu'une *varioloïde*, qu'une *petite vérole volante* en un mot. Vous voyez donc que bien que la découverte de Jenner ne vous aura pas été absolument préservatrice, du moins elle n'aura pas laissé que de vous procurer un immense avantage.

Enfin, Messieurs, les années s'éloignent du moment où vous avez été vaccinés, et, il faut bien l'avouer, il peut arriver que votre vaccine première soit absolument sans effet contre le miasme varioleux. Vous êtes susceptibles de contracter la maladie dans toute son énergie, à sa plus haute puissance, sous ses formes les plus graves, qui ne pardonnent jamais. Le fait est malheureusement arrivé trop souvent pour qu'on songe à le dissimuler. Mais qu'est-ce qu'il prouve? Quelle déduction pouvons-nous en tirer? Faut-il pour cela bannir la vaccine? la rejeter comme inutile? à Dieu ne plaise! Sachons ne demander aux gens comme aux choses que ce qu'ils peuvent nous donner. La vaccine ne nous fournit qu'une immunité temporaire. Contentons-nous en, mais n'exigeons d'elle rien de plus, surtout quand par une nouvelle inoculation il nous est permis de récupérer, de regagner à nouveau une préservation entière et complète. Oui, Messieurs, la revaccination nous redonne ce que le temps nous avait fait perdre de la puissance vaccinale. Si vous voulez me le permettre, je comparerais volontiers la vaccine à une personne incapable de nous fournir une somme de 200,000 fr., par exemple, mais qui nous en paie le revenu, ce qui nous permet de vivre dans le luxe absolument comme si nous avions le capital. Le tout est de se présenter exactement pour toucher les rentes.

Mais, Messieurs, ce capital, je veux dire cette préservation absolue, définitive, la vaccine ne le donne-t-elle donc jamais? Sa vertu va-t-elle fatalement en s'affaiblissant d'année en année? Eh bien, non, il n'en est pas ainsi. Et je ne crains pas d'avancer que dans la grande majorité des cas, l'immunité vaccinale dure toute la vie; car s'il en était autrement, nous assisterions nécessairement chez les populations adultes au réveil de ces terribles épidémies qui ont régné dans les siècles passés. Et, si je viens d'insister sur les cas où elle fait défaut, sans que nous puissions malheureusement savoir pourquoi, si j'ai forcé les couleurs et assombri le tableau, c'est uniquement pour vous mettre en garde contre une confiance exagérée, c'est pour vous engager plus fortement à avoir recours à la pierre de touche par excellence, qui vous indiquera si vous êtes aptes à recevoir le virus varioleux; c'est pour vous faire recourir, ne serait-ce qu'à titre d'essai, à la revaccination. A quelle époque devons-nous donc nous y soumettre? Rien de fixe à cet égard, Messieurs. Mais on admet généralement qu'un intervalle de dix ans est suffisant. Et, si l'opération est inutile, si elle ne réussit pas, quels inconvénients présente-t-elle? ne doit-on pas chercher à multiplier les chances d'immunité contre la variole? et ne vaut-il pas mieux pécher par excès de précaution que par le défaut contraire?

Je m'arrête, Messieurs. Je n'ai pas eu la prétention de vous faire une leçon dogmatique sur la variole, ni sur la vaccine. Il me resterait bien des choses à vous dire, par exemple pour venger la vaccine de toutes les accusations injustes portées contre elle, pour vous montrer par des chiffres les résultats qu'elle a amenés sur la longévité humaine. Mais ce n'est point le moment, et je m'estimerai heureux si j'ai pu seulement vous faire sentir toute l'importance de la vaccination et de la revaccination, et vous prouver que Jenner a tout autant de droits à la reconnaissance de l'humanité que les inventeurs de fusils à aiguille et de mitrailleuses à manivelle.

Boulogne. — Typ. et lith. MAGNIER (478)

www.ingramcontent.com/pod-product-compliance
Ingram Content Group UK Ltd.
Pitfield, Milton Keynes, MK11 3LW, UK
UKHW020232200726
13856UKWH00004B/1727